EXTIRPATION

D'UNE

TUMEUR FIBRO-CYSTIQUE

DE LA MATRICE

DU POIDS DE 14 1/2 KILOGRAMMES

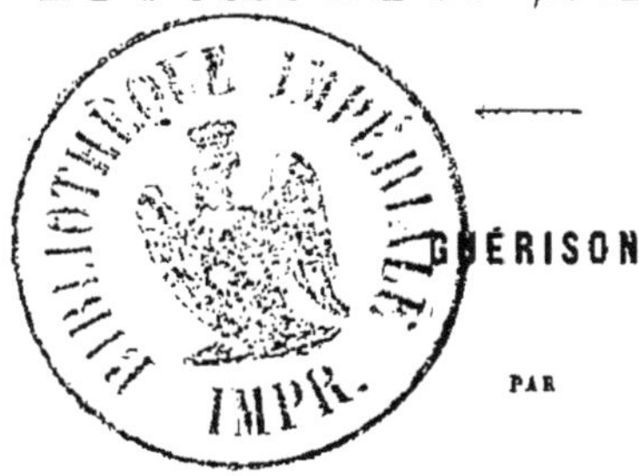

GUÉRISON

PAR

E. KŒBERLÉ

PROFESSEUR AGREGÉ A LA FACULTÉ DE MÉDECINE DE STRASBOURG.

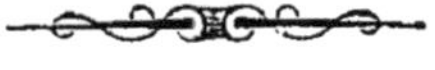

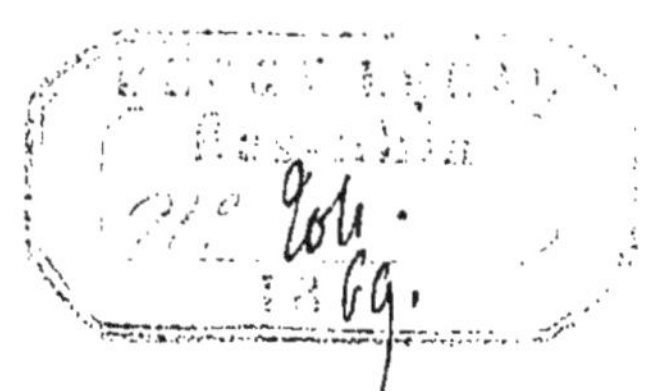

STRASBOURG

TYPOGRAPHIE DE G. SILBERMANN.

1869.

EXTIRPATION

D'UNE

TUMEUR FIBRO-CYSTIQUE

DE LA MATRICE

DU POIDS DE 14 KILOGRAMMES ET DEMI

GUÉRISON.

Mlle O..., de Wiesbaden, âgée de trente-quatre ans, au teint coloré comme les personnes affectées de tumeurs fibreuses de l'utérus, amaigrie, a joui d'une excellente santé jusqu'en 1863. Depuis lors elle a éprouvé des indispositions passagères que l'on peut attribuer à une obstruction pelvienne, la malade souffrant déjà, à cette époque, d'une constipation fréquente, qui a parfois été assez prononcée dans ces derniers temps pour donner lieu à l'aplatissement des selles. Ce n'est guère qu'en 1866 que le développement du ventre attira pour la première fois son attention.

Depuis 1867, l'abdomen a augmenté rapidement de volume. Il est distendu jusqu'au rebord des côtes par une tumeur assez régulièrement arrondie, en partie très-dure, en partie fluctuante et formée de loges plus ou moins larges, ce qui avait fait croire que la malade était affectée d'un kyste multiloculaire de l'ovaire. L'excavation pelvienne est aussi envahie par une tumeur qui s'étend jusqu'à 3 centimètres de l'orifice externe du canal génital. Cette tumeur fait corps avec la partie postérieure du col utérin, qui est refoulé à gauche et en avant contre la face postérieure du pubis. Le cathétérisme utérin est impossible à cause de l'étroitesse de l'orifice de l'hymen.

Deux ponctions pratiquées dans les deux plus grandes loges de la tumeur fournirent 3 litres d'un liquide presque identique de part et d'autre, séreux et très-riche en cholestérine. Je diagnostiquai une tumeur fibro-cystique de la matrice. L'état multiloculaire de la tumeur, son développement rapide pouvaient, il est vrai, faire songer tout d'abord à un kyste de l'ovaire ; mais le facies de la malade, la consistance de la tumeur très-dure en plusieurs points, la nature du liquide extrait par la ponction, et d'autre part, la résistance de la tumeur intra-pelvienne, ses rapports avec le col militaient en faveur d'une tumeur fibro-cystique de l'utérus.

Préoccupée par l'accroissement rapide et menaçant de sa tumeur, par les incommodités qui en résultaient et par la perspective de traîner quelque temps encore une vie misérable, la malade désirait que l'on recourût à une tentative suprême. Tous les remèdes qu'on avait employés ayant complétement échoué, elle considérait l'opération comme sa dernière ressource et elle voulait en subir la chance, quelque hasardeuse qu'elle fût. En face de ces instances de la malade et de la fermeté qu'elle manifestait, je ne crus pas devoir lui dissimuler la gravité de la situation.

L'opération me paraissait devoir être aggravée outre mesure et rendue très-difficile par l'existence de la tumeur de l'excavation pelvienne. Je pensais, en effet, que l'extirpation serait impraticable, lors même qu'on enlèverait la matrice tout entière, si les ligaments larges étaient envahis; car, selon toute probabilité, la tumeur fibro-cystique était interstitielle et développée dans le fond de l'utérus. J'exposai toutes ces considérations à Mlle O..., et je cherchai à la détourner d'une opération, en lui faisant part de mes doutes et de mes inquiétudes. Mais la malade, extraordinairement courageuse et résignée à toutes les éventualités, persista dans sa résolution avec l'assentiment de sa famille. Soutenue par l'espoir qu'il lui reste encore une chance de guérison, elle voulait du moins se ménager le bénéfice d'une tentative même incertaine, se résignant d'ailleurs à ce que je déciderais si, en définitive, je déclarais l'opération absolument impossible. Je me résolus alors, non sans regret, je l'avoue, à pratiquer la gastrotomie, sauf à laisser l'opération inachevée si l'extirpation de la tumeur ne pouvait avoir lieu, ce qui me paraissait malheureusement à peu près certain.

L'opération eut lieu le 31 août 1868, en présence de MM. Maslowsky (de Saint-Pétersbourg), Herrenschmidt, Jœssel et Kien. Incision de 30 centimètres environ, qui dut être prolongée jusqu'à 3 centimètres de l'appendice xyphoïde. On put alors à grand'peine amener la tumeur hors de la cavité abdominale à l'aide de pinces à griffes. Des ponctions pratiquées préalablement dans une dizaine de loges, pour en réduire autant que possible le volume, n'avaient donné que 3 à 4 litres de liquide. Le fond de la matrice, ainsi que son col, étaient indépendants de la tumeur, bien que celle-ci fût en connexion intime avec la paroi postérieure de l'organe. La portion intrapelvienne de la tumeur, très-peu volumineuse eu égard au développement énorme de sa portion abdominale, servait en quelque sorte de pédicule à cette dernière. Une hémorrhagie assez abondante avait lieu par l'orifice des ponctions. On plaça une ligature en fil de fer, aussi bas que possible, sur la base d'implantation de la tumeur. Cette ligature avait primitivement 10 centimètres de diamètre et laissait le corps de la matrice en dehors ; elle limitait un plan circulaire obliquement dirigé de la partie postérieure et supérieure de la symphyse pubienne vers l'angle sacro-vertébral. Toute chance d'hémorrhagie sérieuse ayant été ainsi momentanément conjurée, la portion supérieure de la tumeur fut divisée en deux parties latérales, lesquelles furent excisées pour dégager le détroit supérieur et aller à la recherche des limites inférieures de la tumeur.

On put constater alors que les deux ovaires étaient sains,

ainsi que les oviductes. Le corps de la matrice n'offrait également rien de particulier, sauf un petit corps fibreux dur, d'un centimètre de diamètre environ.

La tumeur intra-pelvienne semblait, de prime abord, absolument inextirpable. On ne pouvait l'attirer hors de l'excavation, et il était impossible de passer les doigts entre elle et les parois du bassin pour aller reconnaître les obstacles à son extraction. Heureusement cette tumeur était également fibro-cystique, et une ponction permit d'en réduire un peu le volume. Je pus m'assurer alors que sa base descendait jusqu'au fond du cul-de-sac recto-vaginal, auquel elle adhérait par sa partie inférieure ; tandis que sa partie antérieure était adhérente à toute l'étendue limitée par les parois postérieures du vagin et du col de l'utérus. Sa partie postérieure était libre d'adhérences et recouverte par le péritoine.

La situation était des plus embarrassantes : on ne pouvait laisser l'opération inachevée sans vouer l'opérée à une mort certaine. D'un autre côté, la grande ligature en fil de fer était devenue insuffisante par suite de la ponction de la tumeur pelvienne. Pour parer à l'hémorrhagie déjà très-grave, il fallut placer une nouvelle ligature. Ce danger ayant été de nouveau écarté, j'incisai le péritoine à la partie postérieure de la tumeur ; en le décollant ensuite sur ses parties latérales et vers sa base, je parvins à énucléer la tumeur, et à l'attirer hors de l'excavation, après avoir déchiré les adhérences qui la reliaient au vagin, sans blesser aucun vaisseau important. La dernière partie de la tumeur, qui adhérait à la surface postérieure du col et à la partie moyenne du corps de l'utérus, fut détachée avec des cautères tranchants jusqu'à la limite des gros vaisseaux, qui furent solidement étreints dans une anse de fil de fer à l'aide d'un serre-nœud. Une adhérence utérine donnait du sang en assez grande abondance. Elle dut être liée avec un fil de soie qui fut coupé ras sous forme de ligature perdue. Le pédicule des vaisseaux fut alors divisé à quelques millimètres au-dessus du serre-nœud, et la surface de la ligature, ainsi que les parties encore saignantes, furent touchées avec le cautère actuel ou avec la solution concentrée de perchlorure de fer.

L'ablation de la tumeur avait laissé la matrice intacte. Il ne fut donc pas nécessaire de l'enlever. Le péritoine décollé s'appliquait contre la face postérieure du vagin et du col. A la partie moyenne du corps de l'utérus correspondait la ligature en masse des gros vaisseaux, qui avait à peu près la grosseur du doigt. A 1 centimètre du fil de fer à droite, se trouvait la ligature perdue. Le serre-nœud plongeait de 8 centimètres dans la cavité du bassin.

La réunion eut lieu par cinq points de suture profonde et douze points de suture superficielle. La trace de l'incision fut ainsi réduite à 22 centimètres de longueur. L'opération avait duré deux heures et demie. L'hémorrhagie, très-considérable en raison des connexions pelviennes de la tumeur, avait donné lieu à une perte de sang de 1 1/2 kilogramme environ. Il n'y eut point de vomissements chloroformiques ; mais la malade était très-affaiblie et s'était beaucoup refroidie. Le pouls demeura petit, misérable, et la respiration très-accélérée durant le reste de la journée. La nuit fut assez bonne cependant et la malade reposa avec calme.

Le lendemain, les forces se relevèrent un peu et il y eut une réaction très-marquée. Le pouls oscilla entre 120 et 140 dans la matinée. Peau sèche, respiration à 21. Le soir, pouls à 92, respiration à 18. Il s'écoule par l'orifice de la plaie environ 80 ou 100 grammes de sérosité sanguinolente, en partie extraite par la sonde. Une transpiration abondante se déclare. Du reste, le ventre est très-plat et indolent.

Le 3e jour, pouls à 104, respiration à 23. La malade a dormi toute la nuit. La peau est moite, l'urine claire, le ventre plat et indolent comme la veille. Le soir, pouls à 120, un peu irrégulier ; respiration à 23. La transpiration, toujours abondante, a provoqué une éruption de sudamina sur le ventre et sur la poitrine. Il suinte encore un peu de liquide par l'angle inférieur de la plaie. Quelques gaz sont rendus par l'anus. Écoulement sanguinolent par le canal génital, provenant de la congestion utérine consécutive à l'opération.

Le 4ᵉ jour, pouls à 102, assez régulier ; respiration à 21. Transpiration. Le soir, pouls à 90. Les urines sont un peu chargées.

Le 5ᵉ jour, lavement : évacuations alvines. Pouls à 100, très-large. La transpiration continue et les sudamina envahissent tout le corps, sauf le visage et les mains. Quelques-uns deviennent purulents, tandis que d'autres se dessèchent simplement. Cette éruption n'avait d'ailleurs rien d'inquiétant. Elle s'expliquait tout naturellement par la chaleur excessive qui régnait alors et par les sueurs profuses de la malade. Les urines sont encore un peu chargées. Suintement noir très-abondant, en partie hémorrhagique, par l'angle inférieur de la plaie. Injection de sulfite de soude et d'eau de Pagliari. On enlève les points de suture profonde.

Rien de particulier le lendemain et le surlendemain.

Le 8ᵉ jour, le pouls, qui s'est maintenu à 92 depuis l'avant-veille, descend à 88 le soir. Le serre-nœud qui plongeait à 8 centimètres de profondeur, devenu libre, est enlevé. Il est remplacé par un tube de verre.

Le 13ᵉ jour, un amas de tissus mortifiés affleure aux bords de la plaie ; il est extrait avec une pince. État excellent, du reste. Les sudamina se flétrissent et se dessèchent de plus en plus. Pouls à 88. Quelques détritus sont encore expulsés le lendemain à l'aide d'une injection.

Le 27ᵉ jour, il n'y a plus de suppuration par le tube, qui est supprimé le lendemain. Depuis 4 ou 5 jours, la région hypogastrique s'était un peu tuméfiée. Le ventre était devenu sensible pour la première fois depuis l'époque de l'opération, et il y avait un peu d'empâtement dans l'excavation. A la suite de

ces symptômes, il y eut, pendant quelques jours, un léger
écoulement séro-purulent par le canal génital. Cet écoulement
provenait sans doute d'un petit abcès qui s'était formé entre
le vagin et le péritoine, décollé lors de l'opération. La col-
lection purulente s'était ouverte spontanément à travers la
paroi postérieure du canal génital.

Le 28 septembre, 29 jours après l'opération, la malade, qui
se levait déjà depuis plusieurs jours, avait recouvré assez de
forces pour se promener dans sa chambre. Le ventre était
souple et tout à fait plat, la cicatrisation presque complète.

Quelque temps après, Mlle O... rentra dans sa famille, par-
faitement guérie. Depuis cette époque il n'y a eu ni douleur
ni trouble d'aucune espèce, et la guérison ne s'est point dé-
mentie.

Examen de la tumeur. L'examen de la tumeur est venu con-
firmer le diagnostic. Elle était, comme nous l'avons déjà dit,
composée de deux parties, l'une abdominale, l'autre pelvienne,
pesant ensemble 14 1/2 kilogrammes. Ces deux masses rappe-
laient assez bien, à première vue, la conformation des kystes
multiloculaires de l'ovaire. L'une et l'autre étaient constituées
par une multitude innombrable de loges et de sinus, dont la
capacité variait depuis 1 à 2 décimètres de diamètre jusqu'à
quelques millimètres seulement. La plupart des cavités étaient
contiguës et séparées par des cloisons très-minces, incom-
plètes, ce qui donnait à la masse un aspect aréolaire analogue
à l'éponge. D'autres, au contraire, étaient isolées au milieu
d'une couche épaisse et très-dense de tissu fibroïde. Un grand
nombre d'entre elles communiquaient par des canaux irréguliers, plus ou moins dilatés sur divers points de leur trajet.

Le liquide contenu dans ces cavités, à l'exception des deux
loges qui avaient été ponctionnées avant l'opération et où l'on
rencontrait des caillots sanguins en voie de transformation ré-
gressive, était limpide, citrin, analogue à la lymphe et se coagulait spontanément, comme cette dernière, au contact de l'air.

Le coagulum était presque exclusivement composé de fibrine. Tous ces caractères me confirmèrent dans l'opinion, déjà énoncée par moi, que ces kystes sont dus très-probablement à des ectasies lymphatiques, provoquées par la compression du néoplasme sur le réseau lymphatique de l'utérus. Chose digne de remarque, ce liquide qui se coagulait si rapidement lorsqu'il était exposé au contact de l'air, conserva sa fluidité jusqu'au surlendemain, dans les loges demeurées intactes après l'opération. Il se prenait encore en masse dès que ces loges étaient ouvertes. La coagulation spontanée et la séparation progressive de la fibrine sous forme de caillot flottant dans la sérosité, rendent compte des aspects variés que le liquide peut présenter dans ces tumeurs suivant l'époque de l'examen.

Les veines étaient très-dilatées, variqueuses, énormes.

L'analyse microscopique démontra que la masse solide de la tumeur était composée de fibres-cellules de dimensions variables et plus ou moins granuleuses. On y rencontrait aussi quelques capillaires sanguins épars au milieu de la trame fibro-celluleuse. La structure était, en un mot, identique à celle des corps fibreux de l'utérus.

Les tumeurs fibro-cystiques de la matrice ont été observées assez rarement et leur diagnostic a été considéré comme impossible jusqu'à présent. On n'en trouve que quinze cas dans la science, dont trois ont été reconnus seulement après la mort et n'ont donné lieu à aucune intervention chirurgicale. Le cas qui précède est le seul dont le diagnostic ait été déterminé avant l'opération. Dans un autre cas opéré par moi comme tumeur fibreuse interstitielle de la matrice, quelques petites collections de liquide furent découvertes au moment de l'opération. Tous les autres cas ont été pris pour des kystes de l'ovaire et opérés comme tels. Les opérations sont actuellement au nombre de 12. Quatre fois l'opération est demeurée inachevée et a provoqué la mort dans 3 cas. Une

malade, chez laquelle on n'avait fait qu'une simple incision
exploratrice, s'est rétablie. Sur les 8 opérations qui ont pu
être terminées, 4 ont été suivies de mort et 4 ont donné lieu
à une guérison complète. Les difficultés que présentent ces
opérations sont parfois extrêmes, ce qui explique la propor-
tion si considérable, d'un tiers, des opérations restées inachevées. M. Wells[1] recommande d'interrompre l'opération aussitôt
que l'on a constaté que les connexions de la tumeur sont trop
intimes avec la matrice. Ces opérations sont également re-
poussées par les chirurgiens et par les gynécologistes les plus
distingués. M. Nélaton[2] a déclaré que « toute opération dirigée
contre les tumeurs fibreuses interstitielles était impraticable,»
de même que jadis Boyer, à propos des tumeurs de l'ovaire,
disait que « la moindre réflexion suffit pour montrer le danger
et l'impossibilité de leur extirpation qui, vraisemblablement,
n'aura jamais lieu.» Boyer serait bien étonné de voir les ova-
riotomies réussir de nos jours, aussi bien que l'opération la
plus simple, entre les mains des chirurgiens expérimentés.
M. Simpson[3] pense qu'on doit regarder l'extirpation des tumeurs fibreuses comme une opération absurde, jugement con-
firmé suivant lui par l'expérience. « En effet, dit-il, lorsque
la maladie a envahi le fond de l'utérus, l'extirpation de la
matrice est une opération si hasardeuse qu'il ne faut pas
hésiter à déclarer qu'elle doit être absolument rejetée comme
une opération tout à fait contraire aux saines doctrines de la
chirurgie. »

Nonobstant ces anathèmes, j'ai pratiqué six fois l'extirpation
de la matrice envahie par des tumeurs fibreuses, et trois fois
avec succès. Mais je repousse cette opération toutes les fois

---

[1] S. Wells, *Diseases of the Ovaries.* Londres 1865, t. I, p. 363.
[2] Nélaton, *Éléments de pathol. chirurg.* Paris 1859, t. V, p. 794.
[3] Simpson, *The Diagnosis and Treatment of Diseases of Women,*
1863, p. 572.

que la tumeur ne compromet pas les fonctions de l'économie d'une manière sérieuse et qu'elle n'a point de tendance à se développer d'une manière excessive.

Le diagnostic des tumeurs fibro-cystiques a été déclaré impossible jusqu'à présent par tous les auteurs. M. v. Scanzoni[1] néanmoins pense qu'on doit pouvoir les reconnaître si l'on procède avec une attention suffisante. Le fait est que, dans la relation précédente, le diagnostic a pu être posé exactement.

Il peut être établi :

1° Sur le facies plus ou moins coloré, injecté, comme on l'observe d'ordinaire chez les femmes atteintes de tumeurs fibreuses utérines ;

2° Sur la consistance inégale, variable, de la tumeur ;

3° Sur les résultats de la ponction. Le trocart peut traverser des portions fibreuses plus ou moins épaisses de la tumeur qui ne fournissent qu'un peu de sang pur, tandis qu'en pénétrant dans les parties creusées de cavités, il donne issue à un liquide séreux, jaunâtre, analogue soit à la sérosité ordinaire, soit à la lymphe, et contenant alors de la fibrine, qui se coagule après sa sortie. Ce liquide renferme quelquefois des cristaux de cholestérine et peut être plus ou moins trouble, purulent, hémorrhagique ; mais il ne présente jamais la viscosité, variable d'ailleurs, des kystes de l'ovaire ;

4° Sur la consistance plus ou moins dure de la tumeur après l'évacuation du liquide ;

5° Sur les connexions de la tumeur avec la matrice et sur les symptômes que présentent, en général, les tumeurs fibreuses utérines.

Les tumeurs fibro-cystiques peuvent être sous-péritonéales ou interstitielles. Leur développement est très-lent ou très-rapide suivant les cas, ce qui a lieu également pour les kystes

---

[1] v. Scanzoni, *Lehrbuch der Krankheiten der weiblichen Sexualorgane.* Wien 1867, t. I, p. 264.

de l'ovaire. On ne les rencontre guère avant l'âge de 30 ans. Ces tumeurs ont été divisées en deux catégories distinctes par M. Cruveilhier[1]. D'une part, on trouve des kystes irréguliers sans parois propres, qui se développent consécutivement à l'infiltration œdémateuse des corps fibreux, dont les espaces interlobulaires se dilatent peu à peu et finissent par se rompre sous l'influence du liquide interstitiel. Il s'y forme alors des cavités anfractueuses plus ou moins analogues aux véritables kystes, sans parois distinctes. Le liquide contenu dans ces cavités est séreux, limpide, citrin comme la sérosité de l'œdème, parfois hémorrhagique.

D'autres fois il se forme, dans le tissu même des corps fibreux, des kystes à cavités plus ou moins régulières, à parois lisses. M. Cruveilhier se contente de décrire ces kystes sans se prononcer sur leur mode d'origine. Tout porte à croire qu'ils sont dus à la dilatation progressive des vaisseaux lymphatiques. Le liquide contenu dans leurs cavités est limpide, jaunâtre, fibrineux comme la lymphe et spontanément coagulable. Ces cavités communiquent ordinairement entre elles par des ouvertures plus ou moins prononcées. Les grandes cavités sont sphéroïdes, tandis que les petites cavités accessoires sont aplaties et en forme de sinus plus ou moins irréguliers. On rencontre aussi accidentellement des kystes lymphatiques dans les tumeurs de l'ovaire. Ces kystes sont toujours consécutifs à un obstacle mécanique à la circulation de la lymphe.

L'étude des tumeurs fibro-cystiques étant encore très-incomplète, j'ai cru devoir analyser succinctement, dans le tableau suivant, tous les cas qui ont été observés jusqu'à ce jour.

---

[1] Cruveilhier, *Traité d'anatomie pathologique générale*. Paris 1856, t. III, p. 689.

Statistique des tumeurs fibro-cystiques de la matrice.

Cas relatés dans les auteurs, non opérés.

Kiwisch (*Krankh. des Uterus*, 3ᵉ édit., t. II, p. 389).

46 ans. — Tumeur provenant de la partie postérieure de l'utérus, remplissant la cavité abdominale et s'étendant jusqu'au fond du cul-de-sac recto-vaginal, en remplissant l'excavation pelvienne. Poids, 20 kilogr. Kystes remplis de caillots fibrineux, dont les plus gros étaient deux fois aussi volumineux qu'une tête d'adulte. La partie pelvienne de la tumeur était en rapport direct avec l'utérus et était intimement unie à la partie postérieure du vagin.

Ce cas est tout à fait semblable à celui que j'ai opéré avec succès.

Cruveilhier (*Anat. path.*, liv. XIII, pl. IV, d'après une pièce communiquée à la Société anatomique par M. Lenoir).

Tumeur fibreuse occupant le fond de l'utérus, offrant à son extrémité supérieure et dans son épaisseur un kyste séreux qui en quadruplait le volume. Renversement du vagin avec allongement hypertrophique du col.

Barth (Cruveilhier, *Anat. path.*, t. III, p. 690).

Tumeur sous-péritonéale, naissant de la face antérieure de l'utérus, qui n'était pas hypertrophié, ayant le volume d'une tête d'adulte, creusée à son centre d'une cavité contenant 3 litres de liquide citrin.

Opérations restées inachevées.

W. L. Atlee (*Americ. Journ. of med. sc.*, avril 1855).

Malade âgée de 43 ans, non mariée.

Opération le 13 octobre 1849. Incision étendue du pubis à l'ombilic. Tumeur fibro-cystique, utérine, sans adhérences, non enlevée.

Rétablissement. — Mort 4 ans après l'opération.

B. Brown (Routh, *On some points connected with the patho-logy, diagnosis and treatment of fibrous tumours of the womb.* Londres 1864, tab. III, n° 26).

Malade âgée de 45 ans, non mariée. Depuis 8 ans, une petite tumeur avait paru du côté droit du bas-ventre. Cette tumeur resta d'abord à peu près stationnaire, puis elle augmenta de volume pendant 3 à 4 ans. Pendant les 6 derniers mois, elle prit un accroissement très-rapide.

Opération le 15 mai 1860. Tumeur fibro-cystique, utérine, adhérente. Quand on cherche à séparer les adhérences, une des loges de la tumeur se rompit et il en sortit environ 2 litres de liquide. Les adhérences étaient très-fortes. On excisa une portion du kyste et on ferma la plaie.

Dix jours après l'opération on perçut de la fluctuation dans l'abdomen et il se manifesta un érysipèle qui s'étendit à la jambe gauche et devint phlegmoneux. Mort le 24e jour.

B. Brown (*Transactions of the Pathological Society,* vol. XIV, p. 199. — Routh, *loc. cit.*, tab. II, n° 13).

Malade âgée de 36 ans, mariée sans enfants. On s'était aperçu de l'existence de la tumeur depuis 6 ans. Une ponction avait donné issue à 2 litres de liquide de couleur brunâtre. On crut à l'existence d'un kyste multiloculaire de l'ovaire.

Opération le 11 décembre 1862. Ascite. Tumeur fibro-cystique utérine. Adhérences étendues. Ponction de deux loges, dont il s'écoula environ 1 litre de liquide jaunâtre. Tumeur non en-levée.

Six jours après l'opération, la plaie s'entr'ouvrit pendant un effort de toux, et il s'écoula pendant plusieurs jours de la sé-rosité. Le volume de la tumeur augmenta rapidement. Vomis-sements. Pyohémie. La plaie devint béante. Mort le 26e jour.

Wells (*Diseases of the Ovaries.* Londres 1865, t. I, p. 356).

Malade âgée de 45 ans, non mariée. La tumeur datait de plus de 10 ans et elle avait pris un accroissement très-rapide les deux derniers mois. La circonférence du ventre était de 1^m,65. On crut à un kyste multiloculaire de l'ovaire compliqué d'ascite.

Opération le 20 juin 1864. 15 litres de liquide ascitique.

Deux grands kystes séreux étaient creusés au milieu de

fibroïdes très-volumineux, dont une partie seulement fut enlevée. L'opération resta inachevée.

Mort 3 heures après le commencement de l'opération.

Opérations suivies de mort.

HAKES (*British med. Journ.*, 28 févr. 1863).

Malade âgée de 42 ans, mère de 2 enfants, dont le plus jeune avait 15 ans. L'augmentation de volume du ventre avait été remarquée depuis 15 mois. Deux ponctions. On croyait à une hydropisie de l'ovaire.

Opération le 29 janvier 1863. Adhérences à l'épiploon et aux intestins. La tumeur avait un pédicule grêle, qui fut compris dans deux ligatures isolées, renforcées par une ligature générale. Loges nombreuses de petit volume, dont deux renfermaient d'anciens caillots. Les deux ovaires étaient également malades.

Mort 33 heures après l'opération.

WELLS (*Diseases of the Ovaries*. Londres 1865, t. I, p. 354).

Malade âgée de 53 ans, non mariée. Augmentation de volume du ventre depuis 10 ans. On crut à une tumeur de l'ovaire.

Opération le 30 avril 1863. Adhérences à la paroi abdominale et dans la fosse iliaque du côté droit. Le kyste contenait 13 litres de sérosité et 2 kilogrammes de fibrine; il était creusé dans une masse compacte qui pesait 8 kilogrammes et qui présentait la structure du corps fibreux de la matrice. L'ovaire droit a été enlevé avec la tumeur.

Mort 3 heures après l'opération.

KŒBERLÉ (*Documents pour servir à l'histoire de l'extirpation des tumeurs fibreuses de la matrice.* Strasbourg 1864, p. 66).

Malade âgée de 36 ans, affectée depuis 10 ans d'une tumeur abdominale d'une consistance variable, subfluctuante en quelques points, reconnue pour une tumeur fibreuse de la matrice, non adhérente.

Opération le 19 décembre 1863. Toute la matrice était distendue par des tumeurs fibreuses, mollasses, entremêlées de collections séreuses. Hémorrhagie très-forte pendant l'opération et suintement sanguin consécutif. Affaiblissement progressif par l'hémorrhagie consécutive. Mort 30 heures après l'opération.

DEMARQUAY (*Union médicale,* 22 sept. 1868).

Malade âgée de 43 ans. Tumeur volumineuse sans douleurs, dont le début remontait à 2 ans environ. Cette tumeur s'était développée graduellement et a donné lieu à des douleurs presqne continuelles avec exacerbations au moment des règles. Une ponction exploratrice donna issue à 5 litres de liquide un peu filant, de couleur citrine.

Opération le 10 juin 1868. Incision de 15 centimètres. La ponction de la tumeur, pratiquée après l'ouverture de la cavité abdominale, donna issue à un jet de sang considérable et puis à 2 litres de liquide citrin mêlé de sang. Ligature en masse de l'épiploon, qui saignait. Ligature provisoire de la tumeur pour obvier à l'hémorrhagie, puis ligature définitive avec l'écraseur.

Mort 36 heures après l'opération.

La tumeur pesait 9 kilogrammes avec le liquide qu'elle avait renfermé. Elle était développée dans le fond de l'utérus. Elle était constituée par une grande cavité et par plusieurs kystes de petites dimensions. L'écraseur avait été placé à 2 centimètres au-dessus du fond de la cavité utérine, qui présentait une longueur de 15 centimètres.

Opérations suivies de guérison.

LANE (J. Clay, *Kiwisch's clinical Lectures.* Londres 1860, tab. IV).

Malade âgée de 43 ans. L'affection abdominale remontait à 8 ou 9 ans. A des intervalles de 12 à 18 mois, les kystes ont disparu à cinq reprises. Le même phénomène ne s'étant plus produit pendant les deux dernières années, on fit successivement 3 ponctions.

Opération le 15 février 1844. Incision de 22 centimètres. La tumeur provenait du fond de l'utérus, elle était pédiculée et constituée par un kyste qui n'était pas en connexion avec les ovaires. On appliqua d'abord des ligatures temporaires et le kyste fut excisé. On plaça ensuite six ligatures définitives sur le moignon du pédicule, qui fut laissé dans la cavité abdominale. Réunion par sept points de suture. Guérison au bout de 3 semaines.

L'opérée est morte, 5 ans et demi après l'opération, d'une maladie de la vessie. Dans l'intervalle, elle s'était remariée deux fois.

FLETCHER (Routh, *On some points* etc., *of fibrous tumours of the womb, loc. cit.*, tab. III, n° 27).

Malade âgée de 40 ans, veuve, mère de cinq enfants et ayant eu trois fausses couches. Tumeur remarquée depuis 13 mois.

Opération le 14 mai 1862. Tumeur de 7 kilogrammes. Adhérences à la paroi abdominale et à l'épiploon. Ponction d'un grand nombre de loges. La tumeur provenait de la partie inférieure de la matrice, au-dessous du corps, à gauche de la ligne médiane. Le pédicule avait 4 à 5 centimètres de diamètre; il fut divisé par l'écraseur linéaire et on y appliqua deux ligatures perdues. Guérison.

Quelques mois après l'opération, l'opérée revint à l'hôpital pour un eczéma; du reste, elle était grasse et bien portante.

STORER (*Successful removal of the uterus and both ovaries by abdominal section*. Boston 1866).

Malade âgée de 47 ans. Tumeur remarquée depuis 5 ans, en partie fluctuante.

Opération le 23 septembre 1865. Incision de 18 centimètres. Adhérences abdominales et épiploïques, dont les dernières nécessitent plusieurs ligatures. La tumeur se composait de deux parties, l'une abdominale, l'autre pelvienne. La portion abdominale fut enlevée à l'aide de l'écraseur. La portion pelvienne adhérait à gauche dans le bassin. On put la soulever et placer au-dessous d'elle un clamp sur le col de l'utérus. Elle fut également enlevée, en même temps que les deux ovaires, avec l'écraseur. Six ligatures furent placées sur les principaux vaisseaux qui donnaient du sang. Mais une hémorrhagie en nappe persista longtemps encore, malgré les divers moyens employés pour la combattre, et la plaie ne put être fermée qu'au bout de 3 heures. Pas d'accidents consécutifs. Le pouls ne s'éleva pas au delà de 100 pulsations. Guérison au bout d'un mois.

La partie abdominale de la tumeur était fibro-cystique, formée de deux tumeurs principales et de plusieurs autres plus petites.

Quelques-unes avaient une apparence gélatineuse due à l'infiltration séreuse; d'autres contenaient des cavités remplies de sérosité limpide ou sanguinolente. Les parois de ces cavités étaient semblables à celles des kystes ordinaires. L'ensemble de cette masse, y compris le liquide, pesait 14 kilogrammes.

La portion pelvienne de la tumeur comprenait le corps de l'utérus, les ovaires et les oviductes. Elle était formée par une quarantaine de fibroïdes de grandeur variable, dont quelques-uns étaient pédiculés et fortement incrustés de sels calcaires. Son poids était de 4 kilogrammes.

KŒBERLÉ (voy. l'observation ci-dessus).

Opération le 31 août 1868. Guérison au bout d'un mois.

Strasbourg, typ. de G. Silbermann.